AF573545

Dr H. MINEL

MÉDECIN STAGIAIRE AU VAL-DE-GRACE

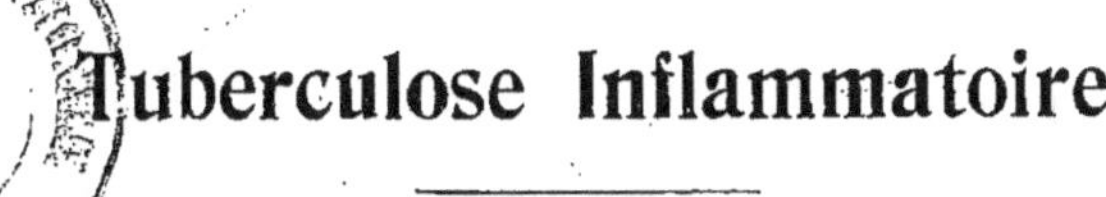

Tuberculose Inflammatoire

Tuberculose Inflammatoire

DE

l'ENDOCARDE

TENER & Cie, LYON
ue Stella, 3

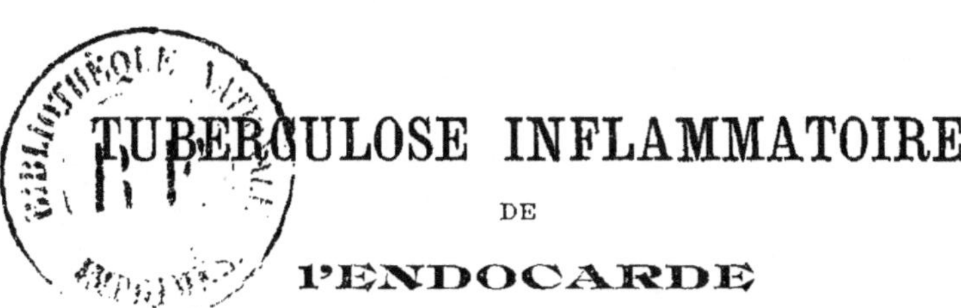

TUBERCULOSE INFLAMMATOIRE

DE

L'ENDOCARDE

TUBERCULOSE INFLAMMATOIRE

Tuberculose Inflammatoire

DE

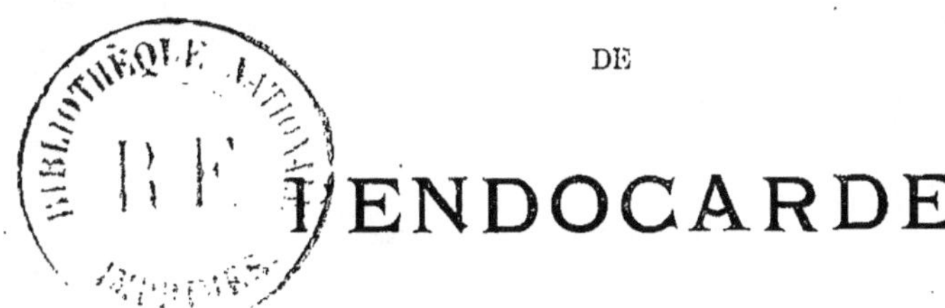

L'ENDOCARDE

PAR LE

Dr H. MINEL

MÉDECIN STAGIAIRE AU VAL-DE-GRACE

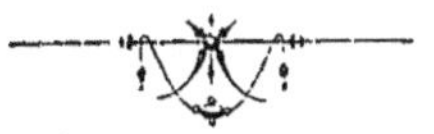

LYON

Imprimerie WALTENER & C

3, rue Stella, 3

—

1905

A MON PÈRE

A MON FRÈRE

A MES AMIS, Jean BEAUDONNET, avocat
et Aimé CASSAN, médecin aide-major

A MES CAMARADES D'ÉCOLE

A MES MAITRES CIVILS ET MILITAIRES

A MONSIEUR LE PROFESSEUR PIC

A MON PRÉSIDENT DE THÈSE

MONSIEUR LE PROFESSEUR PONCET

Professeur de clinique chirurgicale
Ex-chirurgien en chef de l'Hôtel-Dieu
Membre correspondant de l'Académie de Médecine
Officier de la Légion d'honneur

CHAPITRE PREMIER

INTRODUCTION

Les communications de M. le professeur Poncet (Congrès de chirurgie, 1897, Société de Médecine de Lyon, 1900, Académie de Médecine, 23 juillet et 22 octobre 1901), ainsi que les thèses de ses nombreux élèves ont nettement établi la nature tuberculeuse de certaines lésions articulaires se présentant sans les particularités anatomiques propres à la tuberculose, revêtant seulement le caractère purement inflammatoire tel qu'il existe dans certains rhumatismes infectieux : blennorragique, puerpéral, scarlatineux par exemple. « Ces lésions vont dans le rhumatisme articulaire, depuis la simple arthralgie, fluxionnaire ou non, depuis l'arthrite légère, fugace, avec exsudat plus ou moins abondant, de qualité variable, jusqu'à l'arthrite aiguë, hydropique avec épanchement considérable, jusqu'à l'arthrite fibreuse, sèche, noueuse, déformante, etc...), simulant ainsi toutes les arthrites englobées dans le terme vague de rhumatisme articulaire » (A. Poncet, Acad. de Médecine, 15 juillet 1902). La nature tuberculeuse de ces arthropathies simplement inflammatoires est cependant révélée par l'inefficacité du traitement par le salicylate de soude, par leur transformation possible, en tumeur blanche, par la coexistence ou l'évolution ultérieure chez le même sujet d'une tuberculose viscérale ou autre (Loi de coïncidence de M. le professeur Poncet).

La réalité clinique du rhumatisme tuberculeux étant ainsi nettement établie, il est logique de raisonner par analogie et d'admettre a priori la possibilité d'existence d'une endocardite tuberculeuse analogue au rhumatisme tuberculeux c'est-à-dire que l'on aura une tuberculose de l'endocarde se traduisant par des lésions simplement inflammatoires comme celles qu'on observe dans les endocardites d'origine variolique, scarlatineuse, rhumatismale.

Dans le chapitre suivant nous réunissons quelques observations qui viennent donner à cette hypothèse la valeur d'un fait. Dans le chapitre III nous étudierons comment une maladie qui jusqu'à maintenant était considérée comme ne déterminant toujours que des lésions identiques à elles-mêmes, et dont la cellule géante était pour ainsi dire la signature, peut aussi dans certaines conditions complexes d'ordre biologique ou chimique, ou tenant encore au terrain sur lequel elle se développe, créer des lésions ne portant plus sa marque, évoluant seulement suivant le mode inflammatoire simple. — Dans le chapitre IV, nous étudierons la lésion constituée. Dans le chàpitre V nous établirons les signes objectifs avec lesquels ces lésions se présentent, et parmi ces signes nous rechercherons s'il n'y en a point qui par une physionomie particulière puissent permettre de différencier ces lésions de nature tuberculeuse, d'avec les lésions banales d'inflammation. Dans une dernière division enfin, nous étudierons le pronostic et le traitement.

CHAPITRE II

Observation I

Jousset et Braillon, Société Médicale des Hôpitaux de Paris (136183) Séance du 3 juillet 1903

Endocardite primitive. — Rhumatisme articulaire. — Mort en asystolie par insuffisance tricuspidienne

D. I. infirmier, 23 ans, entre le 2 janvier 1903 à la Pitié. Exerce sa profession depuis un an et demi. Soigné à Necker il y a trois ans pour affection thoracique fébrile.

Admis dans le courant de décembre en chirurgie pour contusion de la région inguinale et sorti le 28, il est pris presque aussitôt de courbature généralisée de fièvre, d'oppression.

A l'examen, le 6 janvier, les symptômes qui attirent immédiatement l'attention sont la *dyspnée* (augmentation permanente et considérable des mouvements respiratoires (60 à 65 par minute). Le malade tousse peu, pas d'expectoration notable. L'inspiration et l'expiration sont courtes et peu profondes, le repos respiratoire n'est pas perceptible.

Poumons. — Quelques rares sous-crépitants à la partie postérieure et moyenne de la poitrine. Nulle part de foyer de souffle ou de matité. La respiration s'entend partout.

Cœur. — Assourdissement notable des bruits.

La fièvre suit une marche assez irrégulière. Elle oscille entre 38° et 39°8, s'accompagne d'une accélération assez peu considérable du pouls, qui, large, régulier, oscille entre 80 et 90 pulsations par minute, d'une légère diminution de la quantité des urines, nettement albumineuses.

Pas de troubles digestifs ou abdominaux notables, pas de diarrhée, pas d'état typhoïde. Rate pas hypertrophiée.

Cet état ne se modifie pas les jours suivants. La dyspnée persiste avec les mêmes caractères, la courbe thermique tend à devenir plus régulière. Il se produit du 10 au 15 janvier une polyurie très marquée, la quantité d'urine rendue en 24 heures oscillant entre 3 et 4 litres en même temps que l'albumine disparaît. L'urine revient ensuite à un chiffre égal ou même un peu supérieur à la normale.

Le 15 janvier, au niveau de la pointe, *souffle systolique* léger, sans grand caractère au début, mais dont l'intensité s'accroît progressivement et qui présente le 22 janvier tous les signes des souffles organiques liés à l'insuffisance de l'orifice auriculo-ventriculaire gauche. La température le 15 était de 39,3, la veille de 38,8. Le pouls bat toujours régulièrement à 87 pulsations.

18 janvier. — Les troubles respiratoires qui avaient gardé jusqu'ici toute leur intensité s'amendent notablement et progressivement. Le 22 janvier la respiration est devenue absolument normale.

24 janvier. — La température rectale est de 38 matin et soir. Pouls à 60. Quantité des urines, normale. Cette défervescence se maintient les jours suivants, la respiration est tout à fait libre, le malade dort, mange, se lève. Il se croit guéri et demande à sortir. Cependant le souffle d'insuffisance aortique persiste, il augmente encore d'intensité.

1er février. — Rechute marquée par la réapparition de la fièvre qui évolue suivant le type continu. Il n'y a pas d'ailleurs de nouvelle localisation morbide, la respiration en particulier reste absolument normale. Notons cependant du 2 au 8 février une diminution très marquée dans l'intensité du souffle mitral ; cette diminution persiste les jours suivants.

Mais le 15 février, le souffle est de nouveau aussi accentué qu'il l'a jamais été. Ce jour-là la température atteint 39°8 c'est la plus forte température qu'aura présentée le malade. Le pouls est un peu plus fréquent que lors de la première poussée fébrile, il atteint le 15 février 100 pulsations à la minute et prend de plus en plus les caractères du pouls de Corrigan, sans que nous percevions à la base de souffle diastolique.

Du 12 au 20 février, *apparition de phénomènes articulaires*. Les grandes articulations des membres supérieurs sont douloureuses spontanément, et le moindre mouvement de mobilisation est très pénible. On ne constate au niveau des jointures ni rougeur, ni gonflement. Ces arthralgies évoluent en plusieurs poussées successives, elles finissent par se localiser à l'épaule gauche et par disparaître complètement. En ce qui concerne les membres inférieurs, rien d'articulaire. Le malade est toujours très amaigri.

Le 20 février, toux, expectoration muco-purulente, et gros râles sous crépitants prédominant aux bases. Ces symptômes de bronchite s'accentuent les jours suivants, et le 26, le malade se plaint d'un point de côté droit, il est oppressé. On constate à la base droite de très nombreux râles sous-crépitants fins avec submatité, et des râles plus gros, également très abondants du côté gauche.

L'affection prend alors un caractère nouveau. La température qui suivait une marche régulièrement décroissante depuis le 15 février continue à s'abaisser progressivement pour se maintenir définitivement au-dessous de 38° à partir du 5 mars, en même temps que la fréquence du pouls augmente jusqu'à 120 ou 140 pulsations à la minute. Cette tachycardie se maintiendra jusqu'à la mort sans se modifier très sensiblement d'un jour à l'autre, et le pouls, *régulier, sans intermittence, bien frappé, bondissant et dépressible* présente tous les caractères du pouls aortique. La quantité des urines qui s'était maintenue à un taux très satisfaisant s'abaisse à un demi-litre, trois quarts de litre en vingt-quatre heures et contiennent beaucoup d'albumine. Dans les derniers jours, albuminurie massive.

A partir du 12 mars, œdème malléolaire gagnant progressivement les jambes et les cuisses. Foie débordant les fausses-côtes. Pointe du cœur en bas et en dehors. Pas de signe notable d'insuffisance.

Les mouvements respiratoires sont augmentés dans leur nombre (30 à 40) mais surtout dans leur intensité. L'inspiration est très profonde, très difficile. Le malade est toujours assis dans son lit et très angoissé. Suffocations nocturnes très pénibles. Les accidents asphyxiques finissent par acquérir une intensité extrême. Le visage est cyanosé, et couvert de sueurs froides. Le malade succombe le 30 mars à 4 heures du matin.

Autopsie. — *Adhérences pleurales étendues*, mais peu solides entre la paroi costale et le poumon gauche. Les poumons en avant sont distendus, emphysémateux, recouvrant la face antérieure du cœur. A la coupe, *pas de lésion tuberculeuse récente ou ancienne*, mais nombreux infarctus. Ganglions du hile non altérés. Histologiquement, apoplexie pulmonaire avec bandes de sclérose émanées de la plèvre et ne s'éloignant pas beaucoup de la corticalité. *Pas trace de follicule tuberculeux.*

Tube digestif et annexes. — Rien. Congestion passive des annexes et du rein. Pas de granulations tuberculeuses de la rate.

Appareil circulatoire. — Cœur augmenté de volume, dilatation des cavités droites et hypertrophie de la paroi ventriculaire gauche. Valvules aortiques insuffisantes à l'eau. Sur les deux valves de la mitrale au niveau de la face articulaire, un peu au-dessous du bord libre, semis ininterrompu de petites saillies végétantes, plutôt arrondies que villeuses, ne dépassant pas la taille d'un grain de mil et formant sur tout le pourtour de l'orifice un épaississement assez régulièrement festonné.

Aux sigmoïdes aortiques, dépôts végétants de même aspect, tapissant la face ventriculaire de ces valvules dont elles empêchent l'accolement.

Sur la tricuspide, même apparence, mais les néoformations sont moins saillantes, plus rares, plus irrégulières et ne forment pas un liseré ininterrompu comme sur la mitrale. En outre, on observe 2 ou 3 granulations de 1 à 2 millimètres de diamètre absolument sphériques, saillantes, presque pédiculées.

Examen histologique. — Ce tissu néoplasique se continue insensiblement avec la charpente de la valvule. Il a même déjà par places une structure fibreuse. Cependant, on ne constate pas de tissu élastique, et les cellules rondes y semblent plus abondantes que dans la valvule elle-même.

A la surface, et séparés de l'endothélium endocardiaque par une couche assez mince de cellules allongées, stratifiées, se trouvent des îlots irréguliers de substance nécrosée, étalés en surface. Supposant qu'il s'agit de foyers de caséification tuberculeuse on y recherche des bacilles de Koch par les méthodes ordinaires. *Cette recherche demeure vaine.*

Par contre, à la surface des végétations, on aperçoit quelques bacilles franchement rouges, résistant à la décoloration prolongée par l'alcool et le chlorhydrate d'aniline, mais il n'existe à leur niveau, aucune cellule géante aucun ordonnancement folliculaire. A l'examen direct on n'a pu constater la présence d'aucune autre espèce microbienne.

L'iroscopie (sang recueilli par ponction veineuse, les 22 janvier, 15 février, 17 mars), révèle la présence de bacilles assez courts se colorant par la méthode de Ziehl, De plus, des cobayes inoculés maigrissent et présentent des ganglions caséeux.

Le séro-diagnostic de la fièvre typhoïde a été constamment négatif.

Observation II

(Bezançon. Soc. méd. des Hôpitaux de Paris, 1901)

Hydarthrose ancienne du genou. — Fièvre polyarticulaire non améliorée par le salicylate de soude. — Endocardite. — Epanchements pleurétique et péritonéal. — Mort avec symptômes de méningite.

X..., 24 ans, ne présente aucun antécédent tuberculeux et a toujours joui jusque-là d'une bonne santé, troublée seulement par quelques crises d'hystérie. Fille d'alcoolique, elle a un peu abusé du vin pur, de la bière et aussi des essences. Le début de la maladie remonte à février 1900, et se traduit par une *faiblesse générale* que rien n'explique en apparence et de temps à autre par des syncopes. En juillet 1900, *hydarthrose du genou* qui prend subitement un développement considérable et ne cède qu'au bout de un mois après compression énergique et application de pointes de feu. Cette hydarthrose est bientôt suivie de phénomènes articulaires qui rappellent la polyarthrite rhumatismale ; toutes les grandes articulations sont le siège de douleurs extrêmement vives, de tuméfaction et de rougeur ; les fluxions sont mobiles et ne se cantonnent guère plus de huit jours sur la même articulation. La polyarthrite s'accompagne d'un état général grave avec anorexie totale, nausées, céphalalgie, fièvre oscillant entre 38 et 40 degrés. *Le sulfate de quinine, l'antipyrine, le salicylate de soude ne déterminent aucun soulagement.* Pendant six mois les accès de polyarthrite avec fièvre élevée se succèdent sans interruption, déterminant un état d'anémie extrême.

En décembre 1900, époque où nous voyons la malade pour la première fois, celle-ci souffre de l'articulation du coude et de l'épaule droite qui sont le siège d'un gonflement très marqué ; la peau est rouge et chaude, extrêmement œdématiée. La température est à 40 degrés à grandes oscillations, les sueurs sont extrêmement abondantes surtout la nuit. La malade est d'une pâleur extrême, les muqueuses sont décolorées ; à l'auscultation du cœur *souffle systolique* à la pointe, pouls régulier. Epanchement au niveau de la plèvre droite. Rate très volumineuse, perceptible à la palpation sous le rebord costal.

L'examen du sang de la malade ne révèle pas de leucocytose appréciable. Le cyto-diagnostic du liquide retiré par ponction de la plèvre révèle la présence de *nombreux lymphocytes sans cellules endothéliales, ni leucocytes polynucléaires*.

De décembre à avril, la malade continue à avoir de la fièvre à grandes oscillations, la température s'élevant jusqu'à 41 degrés, l'hyperthermie coïncidant avec de nouvelles poussées d'arthrite. Les poussées s'espacent de plus en plus et finissent par disparaître. L'épanchement de la plèvre gauche ne tarde pas à diminuer, et des frottements succèdent au silence respiratoire qu'on percevait à la base du thorax. Le ventre de la malade est tuméfié, douloureux spontanément ou à la pression. Le tympanisme est extrêmement marqué et l'on constate tous les signes d'un épanchement libre dans la cavité péritonéale. La malade a de l'anorexie, des vomissements, des alternatives de diarrhée et de constipation.

En avril, après une période d'amélioration, pendant laquelle cependant le souffle persiste à la pointe, la malade accuse une céphalée extrême, les urines deviennent rares, albumineuses et sanguinolentes, les membres inférieurs sont œdématiés. Après quelques semaines de régime lacté, l'œdème disparaît, ainsi que l'albumine et la malade peut quitter Paris pour la campagne.

Là, au bout de quelques jours, la fièvre reparaît accompagnée de frissons et de sueurs profuses. La malade a du délire nocturne, elle vomit tous les aliments. Le ventre est très ballonné, douloureux. La rate extrêmement tuméfiée descend à l'ombilic; dans le péritoine, liquide en assez grande quantité.

Dans les premiers jours de juillet, la malade meurt après avoir présenté de la raideur de la nuque, une agitation extrême et un état comateux terminal.

Observation III

Ferrand et Rathery (Société médicale des Hôpitaux de Paris. 13 février 1903)

Insuffisance et rétrécissement de l'orifice mitral, consécutifs à une tuberculose de la rate.

F..., âgée de 34 ans, journalière, entre le 12 janvier 1903 à l'hôpital Beaujon. C'est au mois de janvier 1902 qu'il faut faire remonter le début de sa maladie. Dès cette époque son état fut alarmant. Elle présentait alors le même état cachectique qu'aujourd'hui. Toutefois, pendant plusieurs mois, elle continua de maigrir sans pouvoir bouger de son lit. Ce qui domine actuellement chez la malade, c'est sa cachexie extrême. L'amaigrissement a été considérable, la pâleur est très marquée sur tout le corps et particulièrement à la face, la température est peu élevée et oscille entre 37 et 38 degrés avec une légère exacerbation vespérale, les jambes présentent un léger œdème cachectique.

Appareil digestif. — La malade ne vomit pas mais est atteinte d'une diarrhée extrêmement marquée, séreuse, qui n'a cependant jamais été sanguinolente. Le foie est gros, déborde sensiblement les fausses côtes d'environ deux travers de doigt, il est douloureux à la palpation dans sa totalité. Jamais d'ictère ni de subictère. La rate est également grosse, non seulement on trouve sa matité étendue, mais on en perçoit l'extrémité inférieure à la pal pation de l'hypocondre gauche.

Appareil pulmonaire. — Submatité légère aux deux

bases. Respiration très soufflante dans toute la hauteur de la poitrine, accompagnée de ronchus sous-crépitants. Expectoration muco-purulente assez abondante et banale.

Appareil cardiaque. — Le cœur est un peu augmenté de volume. La pointe bat assez bas et fortement en dehors du mamelon. La matité cardiaque est nette. A la palpation, frémissement cataire exactement systolique. A l'auscultation, souffle au premier temps très nettement systolique et qui se prolonge du côté de l'aisselle. Ce souffle est même précédé par un roulement présystolique donnant l'impression d'un rythme de Durosiez. Donc, lésion double de la mitrale, *insuffisance et rétrécissement.*

Les urines ne dépassent guère un litre, elles sont assez foncées et contiennent une très grande quantité d'albumine. La cachexie s'accentua rapidement et la malade mourut en quelques jours.

Autopsie. — A l'ouverture du thorax on trouve une petite quantité de liquide dans l'intérieur du péricarde. Il n'y en avait pas dans la cavité pleurale.

Les poumons sont ceux d'un emphysémateux. Le tissu paraît sain et surnage dans l'eau. Les sommets sont aussi sains que le reste. Les poumons ont été débités en tranches minces, et nulle part, il n'a été possible de trouver de lésion tuberculeuse.

Le *cœur* est un peu pâle. Le cœur gauche seul présente des lésions. Au niveau de la valvule mitrale, sous la grande valve de cette valvule se dirigeant du côté de l'orifice aortique on trouve des végétations nombreuses et agglomérées. Sessiles, elles sont implantées par leur base sur la valve même et prolongent leurs extrémités flottantes dans l'intérieur de la cavité ventriculaire, type de végétations récentes. L'aorte est saine et il n'y a aucune autre altération cardiaque.

La rate est augmentée de volume. Son poids dépasse 500 grammes. A la surface, zones pâles de tissu nécrosé à côté de zones normales. A la coupe, nombreuses granulations formées de substance caséeuse. Les unes sont bien arrondies, encore assez fermes et ont bien l'aspect du marron cru, type de la granulation tuberculeuse. Il y a des tubercules tout petits sous-péritonéaux. Enfin d'autres sont beaucoup plus volumineux, entourés d'une matière caséeuse assez ferme, tandis que leur centre est formé par une bouillie grisâtre qui tombe en déliquescence.

Le foie est un peu augmenté de volume, congestionné et gras au toucher. Les reins sont gros et mous, blanchâtres. Ils se décortiquent bien. L'intestin est petit, exsangue, retracté, sans ulcération tuberculeuse.

Il a été possible de retrouver le bacille de Koch sur les végétations de l'endocarde. De plus pendant l'autopsie les caillots contenus dans le cœur ont été recueillis et examinés par la méthode inoscopique. Il a été possible ainsi de déceler la présence de nombreux bacilles de Koch dans le sang.

CHAPITRE III

PATHOGÉNIE

Si nous analysons l'observation I, nous voyons une maladie débuter avec toutes les allures d'une maladie infectieuse, courbature, fièvre à grandes oscillations, dyspnée violente... puis, traduisant une localisation de l'infection un souffle apparaître à la pointe du cœur, souffle léger d'abord, s'accentuant dans la suite ; à mesure que la maladie évolue, de nouvelles localisations se constituer sous forme de fluxions articulaires ; enfin la mort apparaître, brusquement, en asystolie par insuffisance tricuspidienne. Le bacille de Koch a pu être décelé dans le sang à plusieurs des phases de la maladie. De cette analyse on peut dégager ces deux faits : premièrement, que l'endocardite est *primitive* puisqu'elle a constitué le premier signe clinique par qui s'est révélée l'infection; deuxièmement, qu'elle est infectieuse, due à une véritable septicémie, une bacillémie pour employer l'expression de Debove, puisque l'on a trouvé le bacille de Koch en circulation dans le sang.

Dans les observations suivantes, nous voyons au contraire l'infection tuberculeuse frapper d'abord d'autres séreuses, ou d'autres tissus, dans un cas les articulations (Obs. II) dans un autre la rate, et de ce foyer préexistant, l'infection se propager à l'endocarde par la voie sanguine. L'endocardite est donc secondaire et ici encore il s'agit d'une baccillémie, puisqu'on retrouve le bacille de Koch dans le sang par le procédé de l'inoscopie (Obs. III).

Mais il arrive le plus communément quand il s'agit de ces endocardites secondaires qu'on ne trouve point de bacille tuberculeux dans le sang, ni au niveau des tissus lésés. Il faut donc admettre qu'au siège du foyer tuberculeux préexistant, il s'est fait une élaboration de produits solubles, de toxines qui déversées dans le sang de la circulation générale, se trouvent ainsi diffusées dans tout l'organisme, et viennent se fixer finalement en certains points d'appel si je puis ainsi dire, comme le sont les valvules du cœur par exemple qui par l'accolement résultant de leur jeu sont soumises à des traumatismes continuels.

Il semble donc que pour produire ces lésions *inflammatoires*, la tuberculose agisse par deux moyens : par son bacille, par ses toxines. Mais en poussant plus loin l'analyse des phénomènes, on s'aperçoit que cette dualité de mécanisme dans la production des lésions n'est qu'apparente, et que la tuberculose emploie le deuxième mode, c'est-à-dire que les lésions inflammatoires engendrées sont toujours d'ordre toxique.

Il résulte en effet des recherches d'Auclair et de

Rodiguer (Rôle des toxines tuberculeuses locales dans le processus tuberculeux, Th., Paris, 1905) que l'évolution fibro-caséeuse des lésions, est due à l'action directe du bacille de Koch sur les tissus ou plutôt des poisons *adhérents au bacille* lui-même. En effet, les substances extraites du bacille de Koch par différents dissolvants reproduisent au point d'injection le tubercule avec sa double évolution fibro-caséeuse. La tuberculine au contraire de même que tous les poisons solubles du bacille de Koch, injectée à l'animal ne détermine aucune des lésions spécifiques de la tuberculose. D'où il suit, que malgré qu'on trouve le bacille de Koch sur les valvules enflammées ou sur les exsudats qui les recouvrent, cela ne signifie point que les lésions soient dues à l'action directe de l'agent microbien ou des poisons qui lui sont adhérents, puisque dans ce cas nous aurions une lésion tuberculeuse spécifique. La présence du bacille au niveau des tissus enflammés est donc un épiphénomène; l'agent créateur de la lésion est toujours la toxine, engendrée sur place dans les cas où les microbes se fixent directement sur les valvules avant d'avoir atteint d'autres organes, engendrées à distance et entraînées par la circulation quand elles sont élaborées dans un foyer tuberculeux préexistant.

Nous avons établi d'autre part que les endocardites tuberculeuses pouvaient être au point de vue de leur apparition dans le temps, primitives ou secondaires. Cela n'est qu'une conception clinique. Pathogéniquement, cette distinction ne subsiste plus. Elles sont toujours secondaires, car il est possible dans tous les cas, de trouver à leur base et comme raison déterminante un foyer ancien de tuberculose, cliniquement reconnu ou jusque-là ignoré, laissant l'individu en apparence indemne de toute lésion. Ces foyers de tuberculose latente siègent le plus souvent au niveau des ganglions lymphatiques. Picini, en effet, étudiant les cadavres de personnes mortes de n'importe quelle lésion, à l'exception de la tuberculose, a pu constater que 40 fois sur 100, l'examen des ganglions montrait l'existence de bacilles de Koch. Cela résulte de ce que pendant l'enfance, les infections portent principalement sur le système lymphatique, l'absorption lymphatique étant la plus exaltée à cet âge. M. le professeur Augagneur explique par ce fait, le caractère bénin des syphilis du jeune âge, car le virus syphilitique arrêté par cette barrière ganglionnaire, se trouve tamisé pour ainsi dire et pénètre dans le sang diminué dans sa force ; chez le vieillard, au contraire, où la réaction ganglionnaire fait défaut, l'infection est d'emblée sanguine, par suite plus virulente. Il en est de même pour la tuberculose avec cette différence qu'elle crée des lésions plus profondes, partant plus inaccessibles, par le fait même de son mode de pénétration. Le point d'entrée de la syphilis est toujours externe, déterminant une réaction ganglionnaire superficielle par conséquent évidente ; la tuberculose au contraire suit rarement la même voie ; elle pénètre le plus habituellement par les voies aériennes ou digestives, et se cantonne dans les ganglions bronchiques et mésentériques. Ces foyers profonds de tuberculose seront d'autant plus méconnus que les organes dont ces ganglions se trouvent être les tributaires, ne sont pas intéressés par le passage des microbes. Cornet, et Nicolas à Lyon, ont mis ce fait en évidence en montrant par plusieurs expériences que des bacilles tuberculeux déposés sur des muqueuses peuvent franchir celles-ci sans les léser et gagner les ganglions voisins. Il se crée ainsi des adénopathies trachéo-bronchiques ou mésentériques ne se traduisant objectivement par aucun signe, qui peuvent rester latentes pendant longtemps, mais qui, à un moment donné, sous l'influence d'une cause occasionnelle (traumatisme, intervention chirurgicale, etc...), peuvent subir une sorte de réveil, et grâce aux toxines sécrétées à leur niveau, être la raison déterminante d'infections aiguës et d'allure primitive parce que le point de départ en est passé inaperçu. Après cette détente, cette décharge brusque de toxines, le foyer originel peut regresser et disparaître; mais il peut aussi survivre à l'infection aiguë qu'il a créée, et être à l'origine d'infections intermittentes, échelonnées à distance dans la vie du malade.

L'observation suivante en est un exemple:

Observation IV

(Jousset. Société Méd. Hòpitaux, Paris, 1903)

Infection tuberculeuse intermittente due à une adénopathie trachéo-bronchique.

Il y a dix ans, à la suite d'une ovariotomie, sa santé s'altère, elle se met *à tousser et à maigrir*. Puis tout rentre dans l'ordre. Elle se porte bien pendant huit ans, Il y a deux ans, elle est prise de crises d'étouffement avec toux et expectoration légère. Depuis cette époque, elle continue à tousser légèrement mais son état général reste satisfaisant. Il y a huit mois, elle doit entrer à Beaujon pour une crise d'étouffements plus marqués le matin que le soir, dyspnée bruyante avec râles humides. La température ne dépasse pas 38 degrés. Elle reste une semaine à l'hôpital. Quelques mois après, nouvelle crise accompagnée de frissons mais sans toux ni point de côté.

A son arrivée, on la trouve anhélante cyanosée, avec 40 à 50 respirations par minute. A l'auscultation, sonorité partout, expiration prolongée quelques fines sibilances disséminées, légère expectoration où l'on ne trouve aucun bacille. Fièvre à 38,2. On pratique une saignee a la fois thérapeutique et diagnostique. L'inoculation de 12 grammes de ce sang tuberculise le cobaye en moins de un mois.

Quinze jours après, tout étant terminé, au moment du départ de la malade, on fait l'épreuve de la tuberculine (2/10 de milligramme) qui amène en 36 heures une réaction de 2 degrés. L'examen radioscopique pratiqué montre une transparence normale sauf une petite tache sombre au niveau du hile pulmonaire droit.

Depuis, deux nouvelles inoculations ont échoué et n'était l'existence de petites crises analogues aux précédentes, survenant de temps à autre, la malade aurait les apparences d'une santé suffisante.

CHAPITRE IV

ANATOMIE PATHOLOGIQUE

Jusqu'à une époque de date récente, il n'était classique de décrire comme lésions tuberculeuses du cœur que les formes granuliques ou fibro-caséeuses avec présence du bacille de Koch au sein des tissus lésés. A côté de ces lésions spécifiques, doivent maintenant se ranger les lésions inflammatoires simples, de telle sorte qu'il y a lieu de distinguer, suivant l'expression heureuse de Bouchard et Brissaud : l'endocardite tuberculeuse et l'endocardite des tuberculeux.

Ces lésions inflammatoires se présentent sous trois formes: les formes *proliférative* et *nécrotique*, qui apparaissent principalement au cours des tuberculoses rapides, la *forme scléreuse* d'autre part qui ne se montre guère qu'au cours d'une tuberculose chronique. Il est inutile en effet de multiplier les divisions et de décrire des lésions exsudatives, prolifératives, végétantes, ulcéreuses, car ces divisions ne correspondent qu'à des phases successives d'un même processus toxique.

L'endocardite est essentiellement caractérisée par des végétations, des érosions et des ulcérations de l'endocarde qui amènent quelquefois des perforations et des déchirures des valvules (Cornil et Ranvier).

J'ai pu saisir sur le cœur d'un malade du service de M. le professeur Bondet, tuberculeux avéré, cette coexistence de lésions correspondant à des phases différentes d'un même processus.

Observation V (Personnelle)

Autopsie. — Cœur : Ventricule gauche. — La cavité ventriculaire est augmentée de volume c'est plutôt une dilatation excentrique qu'une hypertrophie véritable, car la paroi du ventricule gauche ne présente qu'une épaisseur maxima de 11 millimètres. La paroi du myocarde présente une teinte feuille morte. L'aorte est souple mais est le siège d'une foule de petites granulations jaunâtres (plaques d'athérome) principalement abondantes au milieu de l'origine des artères coronaires qui sont cependant perméables. Les valvules aortiques ne présentent pas de végétations sur leur face ventriculaire mais sur deux d'entre elles, celles qui correspondent aux deux orifices des artères coronaires, on constate des *pertes de substance qui leur donnent un aspect fenêtré.* — *Orifice mitral* : sur la face auriculaire des valvules, fin liseré de végétations de couleur rougeâtre très friables. Sur leur face ventriculaire on constate des plaques d'athérome. L'endocarde présente une teinte opaline, les piliers ne sont pas épaissis, les cordages tendineux pas rétractés.

Ventricule droit très dilaté avec parois très amincies (4 à 5 millimètres), mais pas de lésions appréciables.

A la face postérieure du ventricule droit, plaque laiteuse de péricardite, de la dimension d'une pièce de 50 centimes, un peu au-dessous du sillon auriculo-ventriculaire, à un centimètre en dehors du sillon de l'artère coronaire postérieure.

1° **Formes prolifératives.** — Le premier degré de l'inflammation se traduit par du boursoufflement des valvules, en même temps que se dessine à leur surface un fin réseau d'arborisations vasculaires. La séreuse prend un aspect dépoli par desquammation de cellules endothéliales de revêtement. A cette phase de l'inflammation, correspond anatomiquement une néoformation de vaisseaux capillaires à l'intérieur des valvules, qui en serait dépourvues normalement. Ces vaisseaux néoformés, se dilatent et sous l'influence de cette vaso-dilatation, les leucocytes sortent du sérum sanguin, immigrent dans les espaces intercapillaires et par leur accumulation à ce niveau, déterminent l épaississement des valvules.

A un degré plus avancé, apparaissent des néoplasies inflammatoires caractérisées par la présence de végétations très friables, de couleur rosée, du volume d'une tête d'épingle. Elles ne sont pas de siège variable, se localisant le plus fréquemment sur les valvules sigmoides et sur les valves de la mitrale. Partant d'un des angles des valvules sigmoïdes, et se disposant en série curviligne, elles dessinent en rejoignant l'angle opposé, comme un arc de cercle sous-tendu par le bord libre de la valvule, Au niveau de l'orifice mitral elles perdent cet aspect en guirlande et se disposent suivant une ligne droite à 2 ou 3 millimètres au-dessous du rebord valvulaire. En râclant les végétations on produit une perte de substance, d'où il résulte qu'elles ne sont point constituées par un simple dépôt de fibrine mais par des coagulums fibrineux, pénétrés et organisés par des traînées conjonctivo-vasculaires émanées de l'endocarde enflammé. Si le processus d'inflammation se continue, les végétations augmentent de volume suivant des proportions souvent considérables, se pédiculisent, prennent un aspect polipyforme.

Les lésions prolifératives évoluent suivant deux modes distincts ; elles se résolvent complètement sans laisser de trace ou bien l'évolution en endocardite chronique s'opère par la transformation fibreuse des éléments embryonnaires du tissu néoformé.

2° **Forme nécrotique.** — Elle n'est qu'un mode ultime de l'évolution de ces lésions inflammatoires. Les grosses végétations subissent par insuffisance nutritive la dégénérescence granulo-graisseuse de leur centre ; elles se détachent de leur base d'implantation, laissant en ce point une perte de substance. Un exemple très net de cette forme nécrotique est fournie par l'observation d'une malade du service de M. le professeur Pic à l'Hôtel-Dieu.

Observation VI

(In *Lyon Médical*, 14 mai 1905)

Aortite ulcéro-végétante ayant évolué avec les symptômes d'une endocardite infectieuse. — Mort. — Autopsie

La malade était une femme de 40 ans, sans antécédents héréditaires intéressants. Pas de spécificité avouée. Six grossesses, deux fausses-couches, un enfant mort en bas âge et trois enfants vivants. Une attaque de rhumatisme monoarticulaire (genou droit) fébrile à l'âge de 20 ans. Une seconde attaque de rhumatisme polyarticulaire trois mois avant l'entrée de la malade à l'hôpital.

La malade entre salle des IIIe Femmes, le 31 janvier, se plaignant de douleurs précordiales, de dyspnée, d'amaigrissement et de faiblesse générale, dont le début remontait à sa dernière attaque de rhumatisme. A l'examen, femme très pâle, aux muqueuses décolorées. Pointe du cœur dans le cinquième espace. Frémissement cataire systolique dans le deuxième espace intercostal droit.

A l'auscultation, gros souffle systolique couvrant toute la

région précordiale, avec maximum dans l'angle cléido-sternal droit, où le souffle a un timbre rude et râpeux. Ce souffle se propage dans les vaisseaux du cou. Pouls petit, à *108*. Foie dépassant l'hypochondre de deux travers de doigt. Rate perceptible à la palpation, urines rares, albu-mineuses. Température de 38°6.

La malade a présenté jusqu'à la mort une fièvre élevée *oscillant de 38°5 à 40°* et au-dessus, avec grandes oscillations, *entrecoupées de frissons violents* ; l'état général a progressivement baissé. Les jours précédant la mort, il s'est produit un œdème pulmonaire avec expectoration spumeuse, râles sous-crépitants fins et crépitants dans les deux poumons. Avec cette fièvre élevée, la malade a présenté des signes physiques à peu près invariables, *souffle systolique intense* à maximum à la base. A certains moments seulement on a perçu un souffle diastolique. Pouls petit, accéléré. Grosse rate et gros foie. Urines albumineuses. La mort s'est produite très brusquement, le 20 mars, précédée le matin d'un abaissement de la température à 36°8 (*Séro-diagnostic tuberculeux positif*).

AUTOPSIE

A l'autopsie on trouve au niveau de l'aorte des lésions de nature très différente ; d'une part des altérations anciennes des sigmoïdes, soudure et rétraction des valvules, entraînant un rétrécissement et une insuffisance de l'orifice aortique ; d'autre part, au niveau de la portion ascendante de la crosse, juste au-dessous de l'organe du tronc artériel brachio-céphalique, et sur la paroi postérieure du vaisseau, une ulcération des dimensions d'une pièce de 1 franc environ, à bords déchiquetés, recouverts de végétations friables et très mobiles.

Cette ulcération conduit dans une cavité dont la paroi est formée en arrière par la tunique externe de l'aorte, et en avant par la tunique interne ulcérée ; cavité remplie par un caillot fibrineux ancien. Un second caillot était mobile dans la lumière de l'aorte elle-même. Il s'était formé un anévrysme disséquant de l'aorte suivant le mécanisme ordinaire ; rupture de la tunique interne, infiltration du sang dans la tunique moyenne ou plutôt entre celle-ci et la tunique externe. An fond de l'anévrysme, la tunique externe de l'aorte très amincie, était sur le point de se rompre.

Le cœur, peu hypertrophié, ne présentait pas de lésions macroscopiques visibles, il n'y avait pas d'endocardite infectieuse, pas de lésion de la mitrale ou de la triscupide. D'autre part l'aorte, en dehors des lésions des sigmoïdes et de l'ulcération, paraissait saine. Pas d'athérome.

Léger épanchement dans le péricarde et la plèvre gauche ; *adhérences pleurales* aux deux sommets ; œdème pulmonaire bilatéral, et en outre au sommet du poumon droit *cicatrices scléreuses anciennes* avec un tubercule crétacé enkysté.

Rate volumineuse de 310 grammes. Reins volumineux et congestionnés.

3° **Forme scléreuse** — « La sclérose de l'endocarde paraît devoir être rapportée à l'action lente des toxines tuberculeuses au cours de la tuberculose subaiguë et surtout chronique. Elle ne s'observe point dans les tuberculoses rapides mais appartient aux formes atténuées dites fibreuses que l'on voit évoluer chez les arthritiques héréditaires. On peut avoir affaire à des plaques disséminées de sclérose ou plus rarement à une sorte de fibrose étendue à toute la surface du cœur. L'endocarde se montre opalin, épaissi, fibreux, surtout au niveau de la valvule mitrale et principalement de ses bords libres. Ceux-ci, peuvent du fait de ce processus, subir au niveau de leurs commissures une sorte de coalescence déterminant un rétrécissement mitral pur. » Bouchard et Brissaud, *Traité de médecine*.

LÉSIONS CONCOMITANTES

Nous exprimons sous ce titre les très fréquentes lésions d'athérome que l'on observe à l'autopsie de tuberculeux même très jeunes, non alcooliques et sans prédispositions héréditaires. Dans l'observation suivante, M. le professeur Poncet rattache très nettement à l'intoxication tuberculeuse, les lésions relevées à l'autopsie.

OBSERVATION VII

(Due à l'obligeance de M. le professeur PONCET)

Accidents pulmonaires anciens. — Consécutivement à un traumatisme, apparition d'une tumeur anévrysmale dans la région sternale. — Opération. — Mort. — Autopsie.

Le malade vient à l'Hôtel-Dieu pour une tumeur pulsatile du thorax.

Antécédents héréditaires. — Père mort à 45 ans ; aurait eu une affection vénérienne incurable. Pas de renseignements concernant sa mère. Deux frères en bonne santé.

Personnellement. — Homme de petite taille, malingre. Pas de syphilis. Ajourné deux fois au conseil de revision. N'a jamais été très robuste. Ne se souvient pas d'avoir présenté d'adénopathie dans son adolescence. Il y a quatre ans, à la suite d'un refroidissement, il aurait eu des accidents pulmonaires aigus pour lesquels il dut être hospitalisé un mois, et se reposer encore quinze jours après sa sortie de l'hôpital. Depuis cette époque, il serait moins robuste, s'enrhumerait facilement. Jamais d'hémoptysie.

Il y a un an, traumatisme de thorax. Le malade se serait heurté à un manche de fourche, assez violemment. L'accident n'eut aucune suite immédiate sérieuse. Au mois de juillet dernier, apparaissent des douleurs rétro-sternales. assez vives pour obliger le malade à garder le repos pendant deux jours. Depuis cette époque les douleurs se sont présentées avec une intensité variable, disparaissant même pendant certaines périodes. Ces douleurs ne semblent pas avoir eu de caractère névralgique.

Il y a quatre mois, que pour la première fois, le malade s'aperçut de l'existence d'une tumeur thoracique. Cette dernière d'abord peu volumineuse, grosse comme une noix, augmente lentement de volume pour arriver à présenter les dimensions actuelles.

A l'entrée, malade maigre, au teint terreux. Au niveau du thorax, à droite de la ligne médiane, à la hauteur des 3e, 4e et 5e espaces intercostaux, tumeur du volume d'une grosse orange, dure, renittente, présentant un peu de fluctuation. Elle n'est pas réductible. Point douloureux sur le sternum à la partie inférieure de la tumeur. Elle présente des battements rythmiques, sensibles, synchrones à la systole cardiaque. A chaque systole, la tumeur est comme soulevée ; en même temps elle subit un certain degré d'expansion latérale, mais très peu marqué en comparaison de l'intensité des battements et du volume de la tumeur. Pas de frémissement, pas de thrill. A l'auscultation, pas de souffle. Pas de paralysie laryngée. Pas de troubles dans le domaine du sympathique ou du pneumogastrique, etc. Pas de modifications des pouls radial et carotidien. La crosse aortique n'est pas sentie en arrière de la fourchette sternale.

Le cœur est dans un état d'éréthisme assez marqué. La pointe bat violemment dans le 5e espace, un peu en dehors du mamelon. A l'auscultation, les bruits sont normaux à la pointe. Dans la région mésocardiaque et à la base, souffle mésosystolique et postdiastolique ne couvrant pas les bruits normaux. Aux poumons, la respiration présente une intensité égale des deux côtés. *Submatité, augmentation des vibrations du sommet droit*. En arrière, on entend nettement un double souffle correspondant à la révolution cardiaque. Pas de signes d'épanchement pleural.

Le malade est opéré. Mort par hémorragie foudroyante.

Autopsie. — L'aorte est disséquée de bas en haut en commençant par l'aorte descendante. Celle-ci est normale, mais son calibre est un peu diminué. La portion horizontale de la crosse est au contraire très dilatée et cette dilatation est d'autant plus marquée qu'on se rapproche davantage de la portion ascendante. Arrivé sur l'aorte ascendante, on trouve un volumineux anévrysme sacciforme, développé aux dépens de la plus grande partie de la face antérieure de ce vaisseau. Le sac anévrysmal s'est creusé un passage entre les deuxième et quatrième cartilages costaux droits après avoir détruit le troisième cartilage droit et une portion du bord correspondant du sternum et il formait une saillie qui soulevait la peau de la paroi thoracique. Au niveau de l'orifice, le sac était fortement adhérent au pourtour osseux. La dimension totale du sac devait égaler celle d'une tête de fœtus ; la portion intrathoracique présente à peu près le volume d'une orange. Intérieurement, la paroi du sac est de couleur grisâtre *couverte de plaques d'athérome* qui cessent peu à peu à mesure que l'on se rapproche des valvules et de la paroi aortique qui en dehors de l'anévrysme proprement dit est normale. La cavité du sac s'ouvre largement dans l'aorte ascendante et laisse voir facilement les valvules sigmoïdes qui d'ailleurs sont normales et suffisantes. On ne constate pas de lésions athéromateuses sur les autres portions de l'aorte ni sur les autres artères du médiastin. Le cœur paraît un peu plus volumineux qu'à l'état normal. On rencontre un certain nombre de ganglions médiastinaux hypertrophiés, mais non caséifiés. Le poumon gauche est normal; le poumon droit est congestionné et couvert d'adhérences pleurales. Pas de lésions tuberculeuses macroscopiques. Pas d'hémothorax.

La paroi interne du sac anévrysmal et de la portion

transversale de la crosse est couverte de plaques d'athérome qui l'épaississent notablement et lui donnent un aspect chagriné, irrégulier et une couleur blanc rosé.

Ces lésions athéromateuses commencent immédiatement au-dessus des valvules sigmoïdes de l'aorte, se continuent sans interruption jusqu'au commencement de l'aorte descendante où elles cessent brusquement. Cette dernière est notablement rétrécie. Sa paroi interne présente quelques petites plaques d'athérome, mais peu apparentes.

Du côté du cœur rien d'anormal. Pas de lésions orificielles, ou valvulaires. Pas de rétrécissement ni d'insuffisance.

CHAPITRE V

SYMPTOMATOLOGIE ET DIAGNOSTIC

L'infection tuberculeuse de l'endocarde peut se manifester de deux façons, suivant un mode aigu, et suivant un mode chronique, ce dernier succédant à l'inflammation aiguë, où se constituant par un processus lent et insidieux.

Endocardites aiguës. — Comme les endocardites ordinaires, l'endocardite tuberculeuse, pour employer les dénominations adoptées, peut affecter la forme simple ou infectieuse. Ces dénominations sont d'ailleurs inexactes, car si elles répondent à deux formes d'allure clinique différente, il n'en est plus de même au point de vue pathogénique, car même dans le cas général elles sont toutes deux de nature infectieuse, à plus forte raison dans le cas actuel où la même infection se retrouve à leur origine. Nous emploierons de préférence les dénominations adoptées par Bouchard et Brissaud d'endocardite infectieuse atténuée et d'endocardite infectieuse.

L'endocardite infectieuse se présente avec un ensemble de troubles locaux et généraux qui la différencient nettement de l'endocardite simple. Les plus marquants des troubles généraux sont la *dyspnée* et la *fièvre*. La dyspnée est intense, hors de proportions avec des lésions souvent minimes observées du côté du poumon (œdème pulmonaire léger, Obs. VI) quelques râles de congestion (Obs. I). Elle se produit à l'état de repos, comme à l'état de mouvement ; le nombre des mouvements respiratoires peut atteindre le chiffre de 60 à 65 à la minute. C'est donc une dyspnée toxique, *sine materia*. La *fièvre* décrit des oscillations irrégulières avec des différences de 2 à 3 degrès entre les maxima et les minima. « La malade a présenté jusqu'à la mort une fièvre oscillant de 38,5 à 40 degrès et au-delà avec grandes oscillations entrecoupées de frissons violents » (malade du professeur Pic, Obs. VI). L'état général est variable, c'est tantôt un état rappelant celui des typhiques, abattement, hébétude, ou au contraire excitation avec délire, tantôt un état reproduisant le tableau de la méningite comme dans l'observation de Besançon (Obs. II).

Braillon dans sa thèse insiste sur *l'assourdissement du premier bruit à la pointe* comme premier signe de la localisation cardiaque. A mesure que la maladie évolue, cet assourdissement du premier bruit est remplacé par un souffle systolique de timbre variable, doux dans l'observation de Braillon, dur et râpeux dans l'observation du professeur Pic ; de plus ce souffle est *variable dans le temps* : c'est ainsi qu'un souffle entendu la veille peut avoir disparu le jour suivant ; dans l'observation I, ce souffle subit des oscillations. Très net à de certaines périodes, il s'atténue ensuite, pour reparaître plus violent aux périodes suivantes. Il peut se compliquer de frémissement cataire (Obs. VI) indice d'une altération progressive des valvules, d'une lésion double, d'insuffisance et de rétrécissement de l'orifice mitral. Le pouls est petit, à 110, 120 ; dans le cas de lésions des sigmoïdes, le caractère dépressible et bondissant mettra sur la voie d'une insuffisance aortique.

Endocardite aiguë simple ou *infectieuse atténuée*. — Elle peut passer inaperçue et cela le plus généralement par suite du peu de phénomènes réactionnels, ou se dévoiler au contraire par de la gêne et de l'oppression au niveau de la région précordiale, associées à d'autres symptômes fonctionnels comme les palpitations, l'accélération du pouls, les éblouissements et bourdonnements d'oreille, phénomènes dûs à l'éréthisme cardiaque. La fièvre est généralement moins forte que dans l'endocardite infectieuse ; la courbe ne subit pas ces fortes oscillations de deux à trois degrés. Comme dans la forme précédente, la maladie s'annonce objectivement par un assourdissement du premier bruit, bientôt suivi d'un souffle systolique.

Endocardite chronique. — L'endocardite chronique peut succéder à une endocardite aiguë, ou s'installer progressivement au cours d'une tuberculose qui s'est déjà manifestée. Elle ne se montre point d'ailleurs avec des signes particuliers, qui puissent en faire reconnaître la nature tuberculeuse ; elle emprunte du tout au tout la symptomatologie habituelle de l'affection valvulaire qu'elle a engendrée. Les lésions valvulaires le plus fréquemment observées sont l'insuffisance mitrale pure ou associée au rétrécissement mitral, le rétrécissement mitral et moins fréquemment l'insuffisance et le rétrécissement aortique. L'observation suivante est un exemple de rétrécissement mitral qui s'est constitué au cours d'une tuberculose préexistante, puisque lors d'un premier séjour à l'Hôtel-Dieu, la malade n'a présenté que des signes au niveau du poumon. Après sa sortie de l'hôpital, la tuberculose pulmonaire a continué à évoluer et lors de sa deuxième entrée à l'Hôtel-Dieu, elle n'a présenté encore rien du côté du cœur. Ce n'est que lors d'un séjour à l'hôpital de la Croix-Rousse c'est-à-dire quatre ans après les premiers signes de sa tuberculose pulmonaire que sont apparus les premiers symptômes d'affaiblissement du cœur sous forme d'œdèmes. Depuis cette époque, le rétrécissement a évolué parallèlement à sa tuberculose se fixant chaque jour dans sa forme par l'apposition de nouveaux signes de façon à reproduire actuellement le tableau complet du rétrécissement mitral. Ainsi donc la maladie du cœur est apparue au cours de la tuberculose; nous pouvons dire plus et ajouter consécutivement à elle, car on ne retrouve point dans l'histoire de la malade d'autre affection qui ait pu provoquer la lésion mitrale.

Observation VIII

(Duc à l'obligeance de M. le professeur Pic.)

Tuberculose pulmonaire. — Rétrécissement mitral apparaissant au cours de la maladie antérieure.

C. M..., 32 ans. Hôtel-Dieu, IIIe fiévreuses. Lit 46.

Premier séjour. — 4 mars 1900.

Parents bien portants. Quatre frères ou sœurs morts en bas âge. Un frère bien portant. Personnellement, bonne santé dans l'enfance. Réglée à 16 ans, régulièrement. Pas mariée, nullipare, Chlorose de 21 à 23 ans. Pas d'autre maladie antérieure.

Ce n'est que depuis un an que la malade a maigri et a perdu l'appétit. Elle a de temps à autre des points de côté à gauche. Un peu d'oppression à l'occasion des efforts. Elle s'est mise à tousser d'une toux quinteuse, nauséeuse et à cracher. Elle a eu ces jours-ci des crachats sanguinolents. Elle transpire la nuit; pas de diarrhée. Depuis quinze jours l'état actuel est constitué : toux fréquente, pénible, expectoration plus abondante, muqueuse, avec crachats purulents roulant au fond du vase.

Poumons. — Aux deux sommets en avant et en arrière, *craquements secs. Respiration saccadée en avant*, rude en arrière.

Cœur. — Rien. Pouls régulier à 74.

Rien à l'abdomen. Langue légèrement saburrale. Signes de névropathie. Aspect général amaigri. Atrophie des seins. Température : 38°3. Léger disque d'albumine.

4 avril 1900. — La malade était sortie bien améliorée le 22 mars. L'amélioration ne s'est pas maintenue au-delà d'une huitaine de jours. Depuis huit jours, elle est plus faible, elle se plaint de courbature, de céphalalgie. Il y a quatre jours, elle a dû s'aliter. Pas d'épistaxis, pas de vomissements, pas de diarrhée. Toux peu fréquente, expectoration peu abondante, formée de crachats muqueux striés de sang. Aux deux sommets, *mélange de craquements secs et humides*. En arrière, légère pectoriloquie aphone et à droite respiration soufflante avec submatité et augmentation des vibrations. *Rien au cœur*; urines: pas d'albumine.

25 juillet 1905. — A sa sortie de l'hôpital, elle a essayé de travailler (deux à trois journées par semaine) en qualité de bonne. Il y a un an, *hémoptysie* pour laquelle elle fut envoyée à l'hôpital de la Croix-Rousse. Pendant son séjour à la Croix-Rousse, à trois ou quatre reprises, elle a été très enflée et a pris sept à huit fois de la digitale. Elle a quitté le service il y a trois semaines, puis elle a essayé de travailler. Mais, au moindre effort, elle est très oppressée, se cyanose et est obligée de s'arrêter. C'est pour ces troubles qu'elle entre aux IIIe Femmes.

A l'entrée :

Aux *poumons* : en avant submatité sous les deux clavicules. A l'auscultation à droite et à gauche murmure faible mais inspiration rude et expiration prolongée, de plus à gauche, douleurs à la percussion. En arrière aux deux sommets, diminution de la sonorité, résistance au doigt, douleur à la percussion au sommet gauche ; à gauche, inspiration rude, souffle respiratoire, quelques craquements humides. A droite signes d'induration moins marqués.

Cœur : pointe dans le cinquième espace : à deux centimètres en dedans de la ligne mamelonnaire ; frémissement léger, inconstant au moment de l'examen. A la pointe éclat bref de la mitrale au moment de la systole, bruit diastolique sourd suivi d'un petit bruit prolongé occupant tout le grand silence. Pas de dédoublement du second bruit. Les pouls sont synchrones, égaux, petits, quatre-vingts à la minute. Aorte non sentie derrière le sternum. Pas de signes de retrostase veineuse, ni au cou, ni à la éripherie. Pas d'œdème.

Abdomen. — Palpation du foie douloureuse. Gargouillement des anses intestinales sous la main. Un peu de clapotage gastrique, douleurs après les repas, Pas de vomissements, ni constipation, ni diarrhée.

Urines. — Pâles-claires, sans sucre ni albumine.

Température : 37° 3.

Le 16 août, le malade se plaint d'un point de côté à gauche en arrière, à la base. Forte dyspnée depuis trois jours, et toux quinteuse. Au niveau de la base et en se dirigeant vers le sein, quelques bruits secs inconstants. Température = 35°.

Le 22 août, le point de côté a disparu. On ne retrouve plus les bruits secs ci-dessus notés. Asphyxie.

Le 1er novembre, la malade demande à partir. Au sommet gauche, respiration soufflante à type cavitaire. Immédiatement au-dessous respiration soufflante avec quelques craquements secs à l'occasion de quintes de toux. En avant quelques râles secs après la toux, sur toute la hauteur.

Le 22 novembre, la malade est très oppressée depuis quelques jours. Hier soir véritable affolement cardiaque. La digitale l'a un peu améliorée. Ce matin tachycardie extrême, sans arythmie. A la palpation, frémissement présystolique. A l'auscultation roulement diastolique et présystolique. Etat parcheminé du premier bruit, pas de dédoublement net du second.

11 décembre 1905. — Actuellement au cœur, à la palpation. frémissement présystolique, roulement diastolique, souffle présystolique dédoublement très net du deuxième bruit.

L'endocardite tuberculeuse en somme, ne présente pas, tant dans ses formes aiguës que dans sa forme chronique, de symptômes propres par qui elle puisse se différencier des endocardites ordinaires, en particulier de celles qui sont liées à l'infection rhumatismale. Il faut donc, en plus des résultats obtenus par l'examen physique, faire intervenir d'autres éléments de diagnostic. On recherchera alors l'hérédité similaire, directe ou collatérale, la coexistence d'une tuberculose plus ancienne (lésions légères au sommet du poumon, tuberculose ganglionnaire, tuberculose viscérale ou chirurgicale),la non existence d'autres affections ou infections qui puissent se rattacher par un lien de cause à effet à la cardiopathie actuelle.

On pourra aussi dans certains cas, par exemple d'endocardite liée à une fièvre polyarticulaire, tirer parti de l'épreuve par le traitement salicylé de même que dans certaines affections indéterminées et supposées causées par la syphilis, le traitement mercuriel vient fixer le diagnostic. On sait en effet, que dans la fièvre polyarticulaire, le salycylate de soude a une action spécifique, presque mathématique de telle sorte qu'on peut ériger cette loi : Toutes les fois que dans une affection réalisant le type de la maladie de Bouilland, le salicylate de soude aura une action nulle ou incertaine, on devra envisager la possibilité d'une infection tuberculeuse.

On pourra également retirer des avantages des résultats fournis par le laboratoire, épreuve de la tuberculine, inoculation au cobaye, séro-diagnostic, inoscopie du docteur Jousset, procédé du vésicatoire de MM. Poncet et Mérieux.

« La *méthode inoscopique* consiste essentiellement à examiner le caillot de tout épanchement coagulable puisque tous les éléments figurés y sont assemblés. Cela revient à chercher dans quelques centigrammes de la substance solide ce qu'on cherchait jadis dans plusieurs litres de liquide. Mais l'examen histologique de ce petit bloc de fibrine débité en tranches fines étant toujours long, souvent fastidieux, il nous a paru plus avantageux de restreindre encore le temps des investigations en dissolvant ce squelette d'albumine dans un liquide approprié... Après de nombreux tâtonnements, nous avons adopté la technique suivante : digérer dans une sorte de suc gastrique, artificiel fluoré et légèrement pepsiné le caillot spontanément formé (sang ou liquide pleurétique) ou artificiellement produit par addition de fibrinogène (urines ou liquidse incoagulables). Centrifuger l'émulsion produite et dans le culot de centrifugation colorer le bacille par les méthodes usuelles ». (Jousset. Société Médicale des Hôpitaux de Paris, mai 1903).

Cette méthode, en ne s'adressant qu'à la présence du bacille de Koch dans le sang pour juger de la nature d'une affection, ne peut fournir de résultats complets dans tous les cas, car la présence du bacille dans le sang est chose contingente, les lésions pouvant être produites par l'irruption des toxines seules. Ce serait donc contraire à l'esprit scientifique que de nier la nature tuberculeuse d'une infection pour n'avoir pas trouvé le bacille de Koch dans le sang.

Une méthode plus scientifique, est celle de MM. Poncet et Mérieux, qui consiste à rechercher dans le liquide d'exsudation du vésicatoire, non plus le bacille, mais les produits de son activité c'est-à-dire les toxines. Cette méthode se base sur l'hypothèse qu'émit M, le Professeur Poncet, que si l'amélioration se produisait chez un tuberculeux, par l'application de vésicatoires, cela était dû au passage des toxines dans la sérosité des bulles, et que par suite cette sérosité injectée à un cobaye préalablement tuberculisé, devait déterminer une poussée réactionnelle.

La technique de la méthode est la suivante : deux cobayes ayant été préalablement tuberculisés avec des fragments de ganglions tuberculeux, deux à trois semaines après leur inoculation, on injecte à ces cobayes 3 à 5 centimètres cubes de la sérosité d'un vésicatoire laissé en place sur un malade pendant 24 heures. La réaction se traduit sous forme de poussée fébrile, si le malade est tuberculeux.

Notre camarade le docteur Baillou estime que la réaction de Mérieux est due à la nouvelle Globuline décrite par Behring, soluble dans les sels neutres et qui existerait à l'état de dissolution dans la sérosité des vésicatoires.

CHAPITRE VI

PRONOSTIC ET ÉVOLUTION — TRAITEMENT

La tuberculose inflammatoire de l'endocarde, en raison même de son siège, n'a pas le caractère de bénignité qu'elle présente d'ordinaire dans ses autres localisations. Car si la *guérison* se produit parfois par la résorbption complète des végétations, ou par la cicatrisation des lésions ulcéreuses, il peut aussi se constituer, par la transformation fibreuse des tissus néoformés, des *cardiopathies chroniques*, d'allure différente suivant le siège et la nature des lésions primitives.

Les lésions prolifératives se localisant le plus fréquemment au niveau du ventricule gauche, créent, ainsi transformées par le processus scléreux, des lésions aortiques ou mitrales, et pour un orifice donné, l'insuffisance ou le rétrécissement ou parfois en vertu d'un même mécanisme, une association de ces deux formes. Les végétations peuvent produire le retrécissement par leur situation même en obturant l'orifice, ou par leur coalescence au niveau des commissures valvulaires. L'insuffisance se trouve constituée par le défaut d'affrontement des valvules résultant de la présence de végétations, ou bien encore en vertu du mécanisme suivant : le processus scléreux des végétations gagne les valvules qui s'indurent, et par suite s'immobilisent permettant ainsi le reflux du sang.

Les lésions ulcéreuses peuvent aboutir à la perforation des valvules, créant ainsi une lésion d'insuffisance. Nous avons indiqué deux modes possibles d'évolution de la tuberculose de l'endocarde : la *guérison* et la *constitution d'une cardiopathie chronique*. Il en est un troisième, mais plus rare, survenant dans les formes aiguës de l'endocardite, et qui résulte de la localisation infectieuse sur les valvules auriculo-ventriculaires, déterminant ainsi une *mort brusque, asystolique, par insuffisance tricuspidienne* (un exemple dans l'Obs. I).

Traitement. — Le traitement sera exercé *localement*, sous forme de révulsifs, ventouses scarifiées appliquées pendant deux jours (Potain), sangsues, application de teinture d'iode recouverte de gutta-percha pour empêcher la diffusion des vapeurs et en favoriser la pénétration, application d'un vésicatoire, avec interposition d'huile camphrée (professeur Teissier). Le traitement général sera symptomatique et pathogénique. Symptomatique, il consistera à diminuer la fièvre et les phénomènes d'inflammation par la cryogénine (0 gr. 50 à 1 gramme en cachets), plus spécialement indiquée dans cette forme d'endocardite que le salicylate de soude, à combattre les accidents cardiaques (angoisse ou affaiblissement du cœur) par le strophantus.

Pathogénique, c'est-à-dire résultant de la connaissance de l'origine tuberculeuse de l'infection, le traitement consistera à employer les moyens généraux utilisés dans ce cas (glycérine, lécithines, préparations arsenicales) ; nous tenons à signaler les lavements créosotés qui, d'après M. le professeur Pic, auraient eu pendant quelque temps une action appréciable dans le cas d'infection tuberculeuse suraiguë, à forme nécrotique, dont nous avons rapporté l'observation.

CONCLUSIONS

I. — La tuberculose se comporte, à l'endroit de la séreuse endocardique, comme à l'égard des séreuses articulaires (rhumatisme tuberculeux de M. le professeur Poncet), c'est-à-dire qu'à côté des lésions officielles (granulations ou tubercules), d'ailleurs très rares, elles peut ne déterminer que des lésions simplement inflammatoires, telles qu'on les observe dans le cours de certains états infectieux (scarlatine, pneumonie, rhumatisme, puerpéralité...)

II. — Cliniquement, ces endocardites sont primitives ou secondaires ; primitives, quand elles constituent le premier signe par qui se révèle l'infection tuberculeuse ; secondaires, quand elles apparaissent au cours d'une tuberculose préexistante et qui s'est déjà manifestée. Pathogéniquement, cette distinction ne subsiste plus. Les endocardites tuberculeuses sont toujours secondaires, car dans tous cas il est possible de trouver à leur base, et comme raison causale, des foyers de tuberculose latente, dans un organisme en apparence indemne de toute lésion. Sous l'influence d'une cause occasionnelle, ces foyers latents de tuberculose éprouvent une sorte de réveil ; il se fait à leur niveau une élaboration de toxines qui, déversées dans le sang de la circulation générale, viennent ensuite se fixer en certains points d'appel pour y créer des lésions.

III. — Considérées au point de vue microscopique, les lésions de l'endocardite tuberculeuse ne se différencient point de celles observées dans les endocardites ordinaires. Elles ne s'en distinguent point non plus histologiquement, car on ne retrouve au sein des tissus lésés ni bacilles de Koch, ni cellules géantes, ni ordonnancement folliculaire.

IV. — Les endocardites tuberculeuses évoluent sans symptômes particuliers qui puissent les faire distinguer des autres endocardites infectieuses, et en particulier de celles qui sont liées à l'infection rhumatismale. La nature de la maladie ne pourra être établie d'une façon certaine que par la recherche d'une hérédité similaire, la coexistence d'une tuberculose préexistante, par les procédés de laboratoire (épreuve de la tuberculine, séro-diagnostic de MM. Arloing et Courmont, inoscopie du Dr Jousset, procédé du vésicatoire de MM. Poncet et Mérieux).

V. — La tuberculose inflammatoire de l'endocarde n'a plus le même caractère de bénignité des autres localisations tuberculeuses, en raison même de son siège, par le fait d'une évolution possible vers les cardiopathies chroniques, en raison d'une mort brusque asystolique, par insuffisance tricuspidienne. Le traitement est celui des endocardites, avec quelques variantes résultant de la notion étiologique (cryogénine pour combattre la fièvre, traitement général de la tuberculose pour hâter la résorbption des lésions).

BIBLIOGRAPHIE

Barbier. — Endocardite tuberculeuse végétante. Soc. Méd. des Hôpitaux, 24 mars 1905.

Bouchard et Balthazard. — Le cœur des tuberculeux. Revue de Tuberculose, 1903.

Bouchard et Brissaud. — Traité de Médecine.

Braillon. — Endocardite tuberculeuse simple. Th. Paris, 1904.

Chambelland. — Le cœur des tuberculeux. Th. Lyon, 1902.

Courmont. — Endocardite tuberculeuse (Soc. de Médecine de Lyon).

Chartier. — Lésions d'origine tuberculeuse de l'appareil cardio-vasculaire. Revue de la tuberculose, 1904.

Chatain. — Emploi de la cryogénine contre le rhumatisme tuberculeux. Th. Lyon, 1904-1905.

Etienne. — Endocardite dans la tuberculose et endocardite à bacilles de Koch (Arch. de méd. expérim., 1898).

Hanot. — Endocardite tuberculeuse (Arch. de méd., juin 1893).

HUCHARD. — Rétrécissement mitral et tuberculose pulmonaire (Bull. méd., 13 mai 1894).

JOUSSET. — Les septicémies tuberculeuses. Soc. méd. des Hôpitaux, 1er mai 1903.

JOUSSET. — Semaine Médicale, 21 janvier 1903.

JOUSSET et BRAILLON. — Septicémie et endocardite tuberculeuses primitives diagnostiquées pendant la vie. Soc. Méd. Hôpitaux, 3 juillet 1903.

MOUISSET et BARD. — Tuberculose pulmonaire et endocardite (Soc. des Sc. médicales de Lyon, 7 février 1894).

PATEL. — Revue de chirurgie, 1901. — Gazette hebdomadaire, 1901-1902.

POTAIN. — Semaine médicale, 1892. — Leçons et mém. cliniq. médic., Charité, 1894. — Rétrécissement tricuspidien d'origine tuberculeuse (Méd. moderne, janvier 1895). — Affection mitrale et tuberculose (Revue générale de clinique et thérap. novembre 1893, Journal de méd. et chirurgie pratique (avril 1900).

P. TEISSIER. — Lésions de l'endocarde chez les tuberculeux. Th. Paris, 1893-1894.

TEISSIER (Professeur). — Les endocardites, cours de l'année 1905-1906.

A. PONCET. — Congrès de chirurgie, 1897. — Soc. méd. Lyon, 1900. — Académie de médecine 1901 (23 juillet, 22 octobre). — Leçons cliniques de l'Hôtel-Dieu.

PONCET et MAILLAND. — Rhumatisme tuberculeux. Œuvre médico-chirurgicale, docteur Critzmann, directeur, n° 34, août 1903.

PONCET et LERICHE. — Tuberculose inflammatoire. — Communicat. à l'Acad. de méd., mai 1905.

RODIGUER. — Rôle des toxines tuberculeuses locales dans le processus tuberculeux. Th. Paris, mai 1905.

Verdeau. — Les cardiopathies inflammatoires d'origine tuberculeuse. Th. Lyon, 1902.

Wiart et Coutelas. — Arthropathies tuberculeuses. Revue de la tuberculose, février 1905.

Ch. Vinay. — La tuberculose inflammatoire. Archives générales de médecine, 25 novembre 1905.

IMP. WALTENER & Cie, RUE STELLA, 3, LYON.

www.ingramcontent.com/pod-product-compliance
Lightning Source LLC
LaVergne TN
LVHW050431160826
845677LV00002BA/663